ÉTUDE

DE

POSOLOGIE HYDROMINÉRALE RATIONNELLE

DANS LES

TROUBLES DE LA RESPIRATION

ET

DE LA CIRCULATION

PAR LE

DR LAHILLONNE

Ancien Élève de l'École Polytechnique

Chevalier de la Légion d'Honneur,

de l'Ordre de Stanislas de Russie,

Médecin Consultant à Pau et à Cauterets

AGE QUOD AGIS

PARIS

ANCIENNE LIBRAIRIE GERMER-BAILLIÈRE & Cie

FÉLIX ALCAN, ÉDITEUR

108, Boulevard St-Germain

1887

ÉTUDE

DE

POSOLOGIE HYDROMINÉRALE

RATIONNELLE

ÉTUDE

DE

POSOLOGIE HYDROMINÉRALE

RATIONNELLE

DANS LES

TROUBLES DE LA RESPIRATION

ET

DE LA CIRCULATION

PAR LE

DR LAHILLONNE

Ancien Élève de l'École Polytechnique

Chevalier de la Légion d'Honneur,

de l'Ordre de Stanislas de Russie,

Médecin Consultant à Pau et à Cauterets

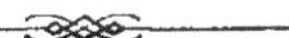

AGE QUOD AGIS

PARIS

ANCIENNE LIBRAIRIE GERMER-BAILLIÈRE & Cie

FÉLIX ALCAN, ÉDITEUR

108, Boulevard St-Germain

1887

ÉTUDE

DE

POSOLOGIE HYDROMINÉRALE
RATIONNELLE

DANS LES

TROUBLES DE LA RESPIRATION
ET DE LA CIRCULATION

La Posologie rationnelle d'une Eau minérale n'existe pas encore. Dans la même station et pour une même fontaine, les médecins ne sont pas d'accord sur les doses à prescrire en un cas donné. Aussi voit-on un grand nombre de malades se dérober à leur surveillance. Les prescriptions manquant de base scientifique, l'interprétation des résultats reste douteuse, souvent impossible : le discrédit de la pratique médicale et même des moyens curatifs en est la conséquence.

Les uns préconisent des doses très faibles d'eau minérale, quelques cuillerées, dans les mêmes conditions où d'autres prescrivent des doses massives, par verres. Où trouver la justification scientifique de tels écarts ? On ne saurait prétendre qu'elle est dans la guérison, et que ce critérium doit suffire : l'interprétation scientifique de tout résultat est indispensable pour que la posologie soit rationnelle.

Les considérations que je soumets aujourd'hui à la bienveillante appréciation de mes confrères sont tirées des observations que j'ai faites à Pau et à Cauterets. Mais elles ont un caractère de généralité tel, qu'elles renferment une méthode de posologie applicable en tous lieux. Cette méthode est basée sur l'emploi du spiromètre et du sphygmographe, ainsi que sur la physiologie et la pathologie expérimentales.

Je n'aurai en vue que les affections pulmonaires et les troubles de la circulation. Ces troubles, qu'amène insensiblement l'usure de la vie, confinent à toutes les maladies, les compliquent et les déterminent.

Je n'ai jamais pensé que les moyens de contrôle, dont je me suis servi, sont suffisants pour faire de bonne clinique. Perdre de vue, à côté de leurs propriétés générales, l'action élective de nos Fontaines sur les organes ; ne pas envisager nos diverses Eaux comme des modificateurs puissants des états diathésiques, serait une faute capitale : lâcher la proie pour l'ombre. Ainsi, d'ailleurs, s'expliquent les succès obtenus par nos devanciers avec une posologie toujours empirique, quelquefois nulle ou dangereuse.

I

Chacun sait combien dans une même station et pour la même Fontaine la posologie varie suivant les doctrines médicales propres à chaque médecin. Il y a surtout des cas où la divergence est considérable. S'agit-il, par exemple, d'un malade qui a craché fréquemment du sang, ou bien d'un pulmonique avec des troubles cardiaques ? c'est alors que la discorde est complète.

Faut-il l'attribuer seulement à l'idée différente de chaque médecin sur la puissance d'une eau minérale ? Je ne le crois pas. La cause en serait plutôt dans l'appréciation variable des états pathologiques tributaires des Eaux thermales.

Vers la fin de la saison dernière, je revoyais après de nombreuses années, un malade dont les antécédents pulmonaires étaient détestables : hémopthysies, bronchites, fluxions pleurétiques. Après plusieurs hivers passés à Pau, il s'était rétabli. On l'avait autrefois considéré comme *tuberculeux*.

Je constatai immédiatement par le spiromètre que sa *capacité vitale pulmonaire était presque normale*. Ses poumons n'étaient donc pas insuffisants. Chez lui, l'anhélation, un certain degré d'hyperhémie des muqueuses bronchique et pharyngienne, étaient occasionnés par la faiblesse musculaire du cœur, un peu de pléthore veineuse, une oxydation insuffisante et l'obésité.

Me basant sur cette mesure spirométrique, et guidé par la méthode de M. le professeur OErtel — comme je l'expliquerai plus loin (1), je prescrivis le traitement convenable, sans craindre de provoquer des hémopthysies, qu'on lui avait fait redouter et en prévision desquelles il lui avait été recommandé de ne prendre que quelques cuillerées d'eau minérale.

Lorsqu'un malade de la poitrine se présente à moi pour la première fois, je l'interroge aussi minutieusement que possible sur ses antécédents ; souvent il les raconte mal et me laisse peu renseigné. Je m'adresse ensuite au spiromètre, — de Mathieu — et j'obtiens, après quelques essais faciles, le degré de l'insuffisance pulmonaire, dont il me reste à analyser les causes.

Avant de me servir du spiromètre, je me suis trouvé parfois embarrassé en présence de certains cas d'hémopthysie, où le sang se montrait d'une manière fréquente et intermittente,

(1) Cette méthode se trouve exposée dans les ouvrages suivants :
1° Handbuch des Allgemeinen Therapie der Kreislaufs — Storungen, etc. — Leipzig, Verlag V.F.C.W.Vogel 1885.
2° Ueber Terrain-Curorte Z. Behandlung V. Kranken, etc. *Ibid*. 1886.
3° Zusatzen U. Erlauterungen, etc. *Ibid*. 1887.

par stries ou plaques dans des crachats spumeux et aérés, le plus souvent le matin au réveil, jamais après la marche, toujours après le repos. L'auscultation ne révélait qu'un bruissement plus ou moins accusé du murmure vésiculaire à la fin de l'inspiration. Rien dans les conditions que ces malades présentaient, ni au point de vue de l'hérédité, ne permettait de conclure à la nature tuberculeuse de ces fluxions.

J'ai, d'ailleurs, retrouvé, plusieurs années après les premières hémopthysies, ces malades dans les mêmes conditions : névropathes arthritiques, au pouls fréquent et petit, à tension artérielle irrégulière, suivant les tracés sphygmographiques.

Comment fallait-il traiter ces troubles circulatoires ?

Lorsque le spiromètre me donnait une capacité normale ou à peu près normale — quand il s'agit d'une femme, cette mesure est moins concluante — excluant le tubercule comme cause de l'hémopthysie, j'obtenai d'abord par la douche tiède, courte, générale la détente vasculaire ; je n'avais plus à craindre ensuite le stimulus de l'eau minérale.

Ces états congestifs, devant lesquels on est arrêté, je les considère comme étant d'origine diathésique, névropathique ; *ils ne sont pas toujours accompagnés d'insuffisance pulmonaire ;* ils dépendent souvent d'un affaiblissement primitif du muscle cardiaque.

Le 19 août dernier, sur la recommandation de M. le Dʳ Bagnell, je reçus la visite d'un malade qui présentait les conditions suivantes : 44 ans, nerveux, sec, hémorrhoïdaire, arthritique. Il avait eu deux ans auparavant, au printemps, deux hémopthysies assez fortes. Chaque année, en février, il était sujet à des troubles circulatoires.

Son cœur était faible, irritable, à bruits lointains et voilés, comme un cœur qui aurait été surmené par les efforts musculaires, la marche.

Ses urines, de volume variable, étaient relativement rares et déposaient.

Il éprouvait à la gorge et du côté gauche une douleur qui descendait jusqu'au milieu du sternum. Il toussait peu, expectorant un peu de phlegme le matin. La muqueuse pharyngienne était infiltrée,

— A l'auscultation, on ne percevait qu'un léger bruissement à la fin de l'inspiration, accompagné, mais à droite seulement. d'un peu d'expiration prolongée.

Sa capacité vitale pulmonaire était normale. Le 4 septembre ce malade quittait Cauterets dans d'excellentes conditions, sans que le sang eut reparu dans ses crachats. Son traitement, qui avait un peu réveillé les douleurs arthritiques, s'était composé de très peu d'eau à boire, au début et jusqu'à ce que les urines fussent devenues plus abondantes ; puis, de doses progressivement élevées, basées sur le débit urinaire, et associées à des douches tièdes générales, et pulvérisées de la gorge.

Ce malade n'était pas tuberculeux malgré les hémopthysies qu'il avait eues. La mesure de sa capacité vitale pulmonaire, prise à son arrivée à Cauterets, en faisait foi. Il n'y avait là que des troubles circulatoires et leurs conséquences sous l'influence de l'arthritisme : stase pulmonaire, rénale, hyperhémie glandulaire de la muqueuse pharyngienne, pléthore abdominale, muscle cardiaque affaibli : cet affaiblissement, résultat de fatigue musculaire excessive, (abus de l'exercice) avait été probablement le point de départ de tous les désordres consécutifs.

Le spiromêtre m'avait permis d'éliminer du diagnostic le processus tuberculeux, de reconnaître qu'il n'y avait pas d'insuffisance pulmonaire ; par conséquent, de diriger le traitement de telle sorte que le travail du cœur devint plus régulier, plus fort, par la diminution progessive de la tension veineuse ; enfin d'agir sur la diathèse arthritique.

Je ferai remarquer ici, que toutes les hyperhémies pharyngo-laryngiennes, sous la dépendance de troubles circulatoires, quelle que soit d'ailleurs la diathèse sous-jacente, ne sont pas améliorées par la pulvérisation.

Ainsi qu'on le verra dans une autre observation, *lorsque le degré de l'insuffisance pulmonaire est élevé,* les douches pulvérisées de la gorge restent sans effet sur le catarrhe de la muqueuse, et ont l'incouvénient de produire des accès de suffocation. Il se passa ici le contraire, par la raison qu'il n'y avait pas d'insuffisance pulmonaire.

Le spiromètre différencie non seulement les congestifs et les névropathes des tuberculeux, mais aussi les bronchitiques simples des emphysémateux, *par la réduction que présente chez ces derniers la capacité vitale pulmonaire.*

On rencontre cependant quelques tuberculeux, qui n'ont pas cette réduction (25 à 60 %) par rapport aux tables de Vierordt. Mais l'instrument n'en a pas moins sa valeur clinique puisqu'il indique alors que la maladie a subi un temps d'arrêt, après s'être accidentellement développée sur un malade qui possédait auparavant une capacité plus que normale : ce que l'interrogatoire du malade confirme.

Toute réduction de la capacité vitale pulmonaire est un symptôme de premier ordre, impliquant la recherche de toutes les causes qui gênent la fonction respiratoire.

Le spiromètre donne le degré de l'insuffisance pulmonaire, que cette insuffisance soit en rapport avec les troubles circulatoires, ou le pouvoir respiratoire des globules sanguins.

Il reste bien un certain vague sur cette notion de l'insuffisance pulmonaire relative, qui tient à la phénoménalité complexe de l'acte respiratoire. Néanmoins, dans un cas donné, elle guidera le médecin dans la recherche des causes morbides. Voila donc en traits généraux, une série d'indications, données par la spirométrie, et conduisant à une posologie rationnelle et rapide.

C'est surtout après les pleurésies qu'elle est utile.

Si la percussion et l'auscultation nous renseignent directement sur l'étendue des lésions persistantes, le spiromètre traduit par un *nombre* le trouble fonctionnel. Il permet ensuite de suivre numériquement la disparition des adhérences, le retour de l'élasticité pulmonaire, le relèvement de l'action musculaire, l'amélioration de la circulation intrathoracique, par l'augmentation progressive de la capacité pulmonaire. C'est ce que j'ai pu constater sur moi-même et sur de nombreux malades venus à Cauterets à la suite de pleurésies.

Ici se place une remarque de quelque importance, relative à la pleurésie *tuberculeuse,* dont le diagnostic est parfois malaisé. Ainsi, j'ai observé que la capacité vitale pulmonaire se maintenait réduite, alors que l'auscultation indiquait la résolution des exsudats, une respiration meilleure. J'étais alors disposé à admettre la nature tuberculeuse de l'affection.

L'été dernier, j'eus l'honneur de donner quelques conseils à un de nos confrères, à un de nos maîtres, qu'une pleurésie ancienne, dont la nature ne lui paraissait pas bien établie, avait conduit à Cauterets.

Le spiromètre ayant donné 3.30 au lieu de 3.65 pour la capacité pulmonaire soit une réduction de 10 °/. seulement, je crus pouvoir exclure tout soupçon de tubercule, me rattachant plutôt à l'idée de la nature *arthritique* de la fluxion primitive.

Le traitement prescrit sur ces bases. et aidé par des exercices de marche donna un excellent résultat. L'hiver dernier s'est passé sans accident pulmonaire. Mais, au printemps, une crise de rhumatisme articulaire est survenue, montrant ainsi d'une manière péremptoire la nature arthritique de l'ancienne pleurésie.

Il n'en est pas ainsi dans le cas suivant.

Le 11 août dernier, je vis un malade de M. le prof. Picot (de Bordeaux). Il avait eu une pleurésie en 1882; en 1885, il avait craché quelques filets de sang à diverses reprises ; en août de la même année, il avait eu une hémopthysie abondante. L'auscultation et de tels antécédents rendaient le diagnostic peu douteux.

La *capacité vitale pulmonaire* était de 1,70 au lieu de 2,80, soit une réduction de 40 %.

Le 26 août, malgré l'amélioration obtenue, le spiromètre ne donnait que 2, soit une augmentation de 10 % de la capacité pulmonaire.

Cette capacité restait donc encore réduite dans la proportion propre au processus *tuberculeux*.

On ne pouvait obtenir mieux, quant à la diminution de l'insuffisance pulmonaire. Mais il ne faut pas perdre de vue dans l'appréciation du résultat le remontement de l'état général, la modification imprimée à l'évolution du processus morbide, la force de résistance acquise à l'organisme par l'action de l'eau minérale, action dont les effets ont, comme on le sait, une longue portée.

Cette remarque s'applique aux pleurésies à exsudats membraneux, greffées sur des pneumonies à marche chronique, scléreuses, où l'insuffisance pulmonaire dépend en grande partie du mauvais état des capillaires pulmonaires, et de l'hyperplasie des fibres élastiques.

Ce que j'ai observé d'ordinaire à Cauterets, ce sont des résidus pleurétiques, greffés sur des états constitutionnels divers, le plus souvent sur l'arthritisme, plus rarement sur la tuberculose, résidus dont j'ai pu suivre la résorption avec le spiromètre.

L'état de la circulation, si des troubles circulatoires compliquaient la situation, m'était donné par le spygmographe.

Je pouvais ainsi toujours adapter les moyens balnéaires à l'état du malade, sans perdre de vue la nécessité de modifier le fond constitutionnel par l'Eau minérale.

Longtemps après un premier traitement, j'ai vu re-

venir des malades chez qui l'amélioration de l'état général avait maintenu celle de la respiration, de telle sorte
que la capacité vitale pulmonaire une fois agrandie, s'était
conservée et même augmentée par l'atténuation progressive
des différents facteurs de l'insuffisance pulmonaire.

Il est difficile, lorsqu'il s'agit de mesures spirométriques,
de les appliquer directement à une affection pulmonaire,
nosologiquement désignée : en réalité, tous les désordres s'a-
joutent, l'instrument ne donnant que leur résultante.

Ainsi, par exemple, qui de nous n'a reçu sous la rubrique
de l'emphysème, des malades bronchitiques dont la percussion et l'auscultation ne révélaient qu'imparfaitement le siège
et l'étendue de l'emphysème? Mais j'ai reconnu que tout s'é-
claircissait, dès que les symptômes de la bronchite s'étaient
amendés. Ainsi, si, au début, le traitement hydrominéral
et diététique, avait décongestionné les parties emphyséma-
teuses; si, d'autre part, le spiromètre me montrait que la réduction de la capacité vitale pulmonaire avait peu varié,
j'étais bien en droit d'en conclure que l'insuffisance pulmonaire se composait d'un facteur constant, l'emphysème, et
d'un facteur variable, la bronchite : le premier réfractaire
au traitement thermal mais justiciable des moyens thérapeutiques pneumato-mécaniques, le second tributaire de
nos Eaux.

Le 16 juillet dernier, sur la recommandation de M. le professeur
Levrat (de Lyon) M. M... me consulta pour une bronchite chronique
avec emphysème et dans les conditions suivantes : le matin, expectoration abondante, — obscurité du bruit respiratoire aux sommets,
expiration prolongée dans les 2/3 inférieurs, plus accusée à gauche qu'à
droite — bruits du cœur affaiblis, mais normaux — urines, plutôt
rares, de volume variable, avec dépôt; transpiration facile; en un mot,
troubles circulatoires divers associés aux désordres pulmonaires.
Tendance à l'obésité.

La *capacité vitale pulmonaire* donna 2.20 au lieu de 3, soit une réduction de 27 °/..

Le 21 juillet, la réduction n'était plus que de 14 °/.. Mais cette amélioration de la capacité vitale pulmonaire restà stationnaire, bien que le résultat général du traitement fut très satisfaisant. Par le *régime œrtélien* le poids du corps avait, en effet, diminué de 2 kilog. ; les bruits respiratoires étaient devenus plus distincts ; le cœur battait mieux, la circulation artérielle était plus pleine qu'auparavant, la nutrition meilleure. Le malade qui, avant son arrivé à Cauterets, marchait et surtout montait difficilement, put se soumettre à des exercices de marche, auxquels il ne se serait pas attendu, et dont il retira un grand bien.

Comme je l'ai dit plus haut, il faut considérer là plusieurs facteurs de l'insuffisance pulmonaire : 1° la bronchite, qui s'amenda très promptement ainsi que les troubles circulatoires, puisque nous eûmes de ce fait un *relèvement de la capacité vitale pulmonaire* de 13 °/o. 2°, l'emphysème, qui ne nous permit pas d'obtenir mieux.

Je suis resté convaincu que, si, après le traitement de Cauterets, ce malade s'était soumis à une cure mécanique dirigée contre l'emphysème, c'est-à-dire par l'inspiration dans un air comprimé et l'expiration dans un air raréfié, son insuffisance pulmonaire aurait pu disparaître presque entièrement.

Lorsque l'asthme et l'emphysème sont de compagnie, presque sans exception, dès son arrivée à Cauterets, par le seul fait du changement d'altitude, quelques jours après, par l'action du traitement, l'asthmatique a des accès.

Dans ces conditions, non plus que dans la fièvre, il n'y a de mesure spirométrique possible.

Souvent même, pendant toute la durée du traitement, les mesures n'offriraient rien de concluant, parce que le malade reste sous l'imminence de l'accès : les volumes d'air expiré montrent des écarts considérables. Dans ces conditions, le traitement présente de grandes difficultés, quant aux doses ; et l'on se voit parfois obligé de recourir aux moyens pharmaceutiques.

Le 9 Juillet dernier, je vis M. F... âgé de 27 ans, arthritique, affecté de bronchite chronique avec asthme depuis six ans. — Inspiration rude expiration prolongée, sibilante, sèche surtout à la base ; tendance à l'emphysème en avant.

La *capacité vitale pulmonaire* était de 1.75 au lieu de 3.20, soit en réduction de 45 °/. sur le volume normal.

Le 15 juillet, après six jours de traitement, le spiromètre donna 2.30 la réduction n'était plus que de 28 °/.

Le 21, tout changea, le malade se trouvant sous l'imminence d'accès, malgré l'amendement de la bronchite, l'oppression tendant à revenir, mais il n'y eut pas d'accès d'asthme. Même réduction 28 °/.. Potion iodo-bromurée.

A partir du 23, l'amélioration s'accentua, de telle sorte que le 25, le spiromètre donnait 3, *mesure quasi-normale.*

Ce cas, que ne compliquaient pas encore ni l'emphysème, ni les troubles de la circulation, montre avec la dernière évidence que la disparition de la bronchite *relève* promptement chez l'asthmatique la capacité vitale pulmonaire ; que l'imminence d'un accès sous l'influence du traitement hydrominéral, même conjurée par une potion iodo-bromurée, la maintient *réduite*, mais sans compromettre l'amélioration finale : je dis finale et non définitive, parce que, en pareil cas, il faut que le malade fasse plusieurs cures, s'il veut obtenir un bien-être durable.

Mais il est aussi d'autres cas où les choses ne se passent pas aussi bien, et il est juste de le dire.

Le 3 août dernier, j'examinai M. Am., affecté aussi d'asthme et de bronchite chronique depuis 10 ans. Plusieurs cures par les eaux d'Ax avaient rendu les accès moins fréquents. Il souffrait des pieds, des genoux, des mains à chaque changement de temps. Son père était asthmatique.

Le murmure vésiculaire s'entendait assez distinctement dans toute la poitrine, les sommets exceptés. Peu de toux, mais un picotement pénible à la gorge. La muqueuse du pharynx fortement hyperhémiée, montrait des amas de granulations hypertrophiées et couvertes de muco-pus. Le malade se plaignait aussi d'un coryza chronique. Cœur affaibli.

Il était essoufflé en montant, en parlant, après les repas. Il avait des palpitations de cœur. Ses urines étaient rares, s'échappant parfois trop facilement. Une sensation pénible de pesanteur dans la région des reins, dans les flancs, dénotait la pléthore abdominale.

La *capacité vitale pulmonaire* était de 1.50 au lieu de 3.20, soit en réduction de 50 °/₀ environ.

Pour calmer la gorge, je prescrivis quelques pulvérisations, qui provoquèrent de la suffocation pendant la nuit et peu de soulagement. Cette suffocation ne ressemblait nullement à l'asthme ; c'était un trouble circulatoire, dû à un excès d'hyperhémie bronchique.

Le 7, la première pulvérisation provoqua de la suffocation et arrêta les crachats, augmentant les picotements à la gorge.

Le 14, même oppression, imminence d'accès continuelle — même réduction de la capacité vitale pulmonaire — Potion avec iodure et bromure de potassium, teinture de lobélie. Continuation des douches tièdes — Petites doses d'eau de César.

Le 20, par le retour et la facilité de l'expectoration, le malade se sentit soulagé.

La réduction de la capacité vitale pulmonaire s'était maintenue.

Je n'avais pas pris en considération suffisante les troubles de la circulation chez ce malade. Je n'aurai pas dû prescrire les douches pulvérisées, qui, en pareil cas, ne réussissent pas. J'aurai dû le préparer en atténuant d'abord les troubles de la circulation, comme je l'expliquerai plus loin. Mais le malade ne pouvait m'accorder le temps nécessaire à cette préparation : ce qui n'arrive que trop fréquemment. Aussi, le résultat du traitement fut-il médiocre.

J'aurais le plus grand intérêt à le revoir et à le diriger dans une nouvelle cure.

Après avoir ainsi parcouru la série des principaux troubles de la respiration que j'ai observés à Cauterets et montré les

indications thérapeutiques fournies par la spirométrie, il me
reste à parler plus spécialement des troubles de la circulation, et du parti que j'ai pu tirer du sphygmographe associé
à la méthode d'Œrtel pour diriger leur traitement hydrominéral.

II

La question des indications et contre-indications des Eaux
minérales dans les maladies du cœur, et plus généralement
dans les troubles de la circulation, a été à peine effleurée au
Congrès de Biarritz, en octobre dernier. Elle a été réservée
pour la prochaine réunion.

Le congrès des médecins allemands tenu dernièrement à
Wiesbaden, a discuté la méthode d'Œrtel. Unanimité pour
en reconnaître le mérite et les avantages ; des réserves au
point de vue des affections cardiaques valvulaires : tel a été
le résultat de la discussion. L'accord se fera, conformément
aux principes œrtéliens, si, d'après mon expérience personnelle, je puis apprécier les objections qui leur ont été faites.

Pour comprendre les troubles circulatoires, je rappellerai
que le mouvement du sang a lieu en vertu des différences
de pression dans les territoires vasculaires. Les variations
physiologiques de ces différences ont été expérimentalement
déterminées. Lorsqu'elles deviennent et durent anormales,
si la compensation ne s'établit pas par d'autres voies, le
trouble circulatoire est constitué. Les causes et les effets de
ce trouble, que je mentionnerai plus loin, sont détermina-
bles dans un cas donné ; leur *subordination* est ce qu'il
importe surtout de connaître.

Je crois aussi qu'il ne faut pas perdre de vue, dans le

traitement des troubles circulatoires, certaines causes fondamentales, j'entends par là les *forces diathésiques*. Nier les diathèses et leur hérédité me paraît impossible. Autant nier les ressemblances physiques.

M. Œrtel me semble avoir fait abstraction de ce fait dans la méthode qu'il a créée. Il n'aura pas voulu confondre ce que l'on peut obtenir par sa méthode *seule* avec ce qui serait acquis par les agents modificateurs des diathèses. Mais le médecin praticien doit tout considérer et ne pas se renfermer dans des vues systématiques.

Mon intention n'est pas de faire connaître cette méthode in-extenso, mais seulement d'en dégager les principes fondamentaux, dont les applications rentrent dans le sujet que je traite.

Qu'il me soit permis de rappeler ici un petit travail, que j'ai publié il y a quelques années, sur l'Application du sphygmographe à l'étude de la bronchite chronique, dans ses rapports avec l'état du cœur et des gros vaisseaux ; travail dont l'idée m'avait été suggérée par ce que j'avais lu et entendu sur le sujet en litige. J'avais aussi été frappé de quelques bons résultats, obtenus par les eaux de Cauterets, dans certaines affections pulmonaires où le cœur et la circulation étaient engagés.

Je ne savais rien alors des travaux de M. Œrtel. Nous cherchions pendant le même temps sans doute et dans la même direction, en nous servant du sphygmographe : M. Œrtel étudiant les changements des facteurs de la pulsation artérielle sous l'influence de la marche en terrain accidenté, moi, observant les variations des tracés sous l'influence de la cure thermale. Loin de moi la pensée de mettre en parallèle de ses grands travaux l'essai que j'ai tenté. Mais il est agréable de se rencontrer en aussi savante compagnie.

Aujourd'hui comme alors, c'est encore au sphygmographe de M. Marey qu'il faut donner la préférence, pour les facilités d'application qu'il présente, si l'on veut surveiller une cure thermale, basée à la fois sur les principes œrteliens et les propriétés des sources.

Cela posé, si, quand on parle d'affections du cœur, on n'a en vue que les affections valvulaires non compensées, je n'ai rien à objecter à ceux qui ne veulent pas recourir *immédiatement* aux eaux sulfureuses, dans les désordres pulmonaires ou autres, qui accompagnent ces lésions. Il y a mieux à faire certainement : il faut d'abord chercher à rétablir la compensation, améliorer la nutrition des parois vasculaires, etc.

Mais, combien ne se présente-t-il pas de cas, où ces lésions sont précédées non seulement par les maladies du poumon, mais aussi par des troubles circulatoires et nutritifs. Aussi, lorsqu'un malade, affecté de bronchite chronique, présente un bruit de *souffle* cardiaque, ce bruit n'est-il pas une contre-indication absolue de nos Eaux. Un cas aussi malheureux que celui mentionné par M. le professeur G. Sée dans son Traité des Maladies du Cœur ne prouve rien contre ce que j'avance. *C'est une question de posologie et de méthode.*

En effet, les *bruits anormaux*, perçus en auscultant le cœur et les gros vaisseaux qui en sortent, n'ont pas une signification *absolue* quant aux lésions valvulaires. Les *caractères du pouls* révélés par les sphygmogrammes — pouls bondissant et défaillant, p. ex., de l'insuffisance aortique — inégal irrégulier, intermittent de l'insuffisance mitrale — ne sauraient être négligés, ni placés au second rang.

Ces caractères doivent aussi être recherchés dans tous les

cas de palpitations, véritables spasmes cardiaques, en rapport
avec les troubles de la circulation, et bien autrement fréquents que les lésions valvulaires, qui ne sont encore que
des cas exceptionnels dans la pratique thermale. Quant aux
bruits anormaux, on peut constater des souffles, des dédou-
blements, sans lésions des orifices ; c'est indiscutable. Parfois, ils se montrent et disparaissent tour à tour pendant
le traitement, *suivant les variations de la circulation*, ainsi
que l'avait observé mon ami, le regretté Dr H. Candellé.

Ainsi donc, en dehors des maladies qui intéressent directement les orifices — rhumatisme, toxhémies diverses —
maladies de l'endocarde, il importe de considérer les atteintes
que les appareils valvulaires peuvent subir, ainsi que le cœur
lui-même, lentement et à la longue, en d'autres conditions :
par ex., lorsque, ce que M. Œrtel appelle l'équilibre hydrostatique artériel et veineux a été rompu, lorsque un trop plein
veineux s'est établi peu à peu avec une réplétion défectueuse
des artères, lorsque la pompe cardiaque fatigue pour rétablir
cet équilibre.

Or, ces conditions s'ajoutent aux causes coexistantes pour
produire une affection pulmonaire, les maladies du cœur et
des poumons s'engendrant réciproquement.

On ne saurait donc les envisager séparément au point de
vue d'un traitement hydrominéral.

Par conséquent, se baser sur un bruit anormal cardiaque,
pour savoir si une cure doit être ou non entreprise, est
une opération qui manque de logique et conduit à des
méprises. Il faut au contraire tout envisager, et subordonner
entre elles aussi exactement que possible, les causes des
troubles cardio-pulmonaires, quelles que soient leurs mani-

festations, pour arriver à une pratique et à une posologie rationnelles.

J'ai soigné à Cauterets en 1885 et 1886 une dame âgée. M. le Dr Bagnell, en me la recommandant, avait appelé mon attention sur l'état du cœur. En effet, la malade, d'une constitution arthritique, se plaignait de palpitations fréquentes, et parfois, à la promenade, d'éprouver comme un arrêt subit du cœur, accompagné d'une sensation de faiblesse et d'un léger éblouissement,

· Elle accusait aussi un embarras à la gorge comme une espèce de suffocation, sans douleurs. La coloration de la muqueuse était un peu violacée, et quelquefois recouverte d'une sécrétion visqueuse. La malade avait de l'anhélation. Tension artérielle faible, pouls mou et polycrote, (1). Le cœur était gras. Voies digestives en parfait état. Embonpoint développé. Il existait aux genoux une arthrite sèche, avec de légers craquements, — Tel était l'état de la malade le 16 Juillet dernier.

Afin de faire mieux comprendre non seulement tout ce que ce cas renferme dans l'espèce, mais aussi les modifications que les principes œrtéliens ont introduits dans ma pratique thermale, il me faut donner succintement l'état de cette personne, l'année précédente, à l'époque de sa première cure à Cauterets.

Il s'agissait alors (11 Juillet 1885) d'une affection rhumatoïde généralisée avec diathèse adipeuse. — Douleurs articulaires aux genoux — névralgies faciales et migraines autrefois — bronchites avec sibilances asthmatiques (?) — congestion de la muqueuse pharyngienne. — Pouls faible, intermittent.

Je ne connaissais pas alors — en 1885 — les travaux de M. Œrtel. Bien que soupçonnant chez cette malade l'existence de troubles nutritifs du cœur et des gros vaisseaux, je ne m'attachai qu'à modifier la diathèse arthritique : ce qui fut obtenu et se maintint. Mais l'hyperhémie de la muqueuse

____

(1) Je n'ai pas reproduit dans ce travail les tracés sphygmographiques. Le lecteur voudra bien, s'il s'intéresse à la sphygmographie, consulter mon travail sur l'Application du sphygmographe à l'Etude de la bronchite chronique.

pharyngo-laryngienne persista, malgré les douches pulvérisées. Et j'insiste sur ce point, parce qu'il en est ainsi, quelle
que soit la diathèse sous-jacente, toutes les fois que ces hyperhémies sont sous la dépendance de troubles circulatoires *prononcés,* l'insuffisance pulmonaire en étant alors aussi
une des conséquences. J'ajouterai même que le humage
en de telles conditions est un moyen détestable, provoquant
aussi la suffocation. Mais l'été dernier, ces troubles ayant
persisté, je pus combiner la méthode d'Œrtel avec les prescriptions de la cure thermale : un demi verre seulement
d'eau de César, bains et douches tièdes.

Le résultat fut excellent ; travail plus régulier du cœur,
moins d'anhélation, disparition des douleurs, moins d'hyperhémie à la gorge; perte de poids de 2 k, 500.

Par ce cas et par bien d'autres cas analogues, j'ai pu me
convaincre que le traitement hydrominéral de Cauterets —
et rien à priori ne s'oppose à ce que toute autre Eau minérale donne le même résultat — est applicable aux troubles
de la circulation, toutes les fois que la maladie n'a pas altéré
notablement le tissu des organes — ectasie alvéolaire, éro-
sion des capillaires, des glomérules, hyperplasie du tissu
conjonctif — en un mot détruit tout espoir de rétablir la
compensation.

Comment faudra-t-il donc se conduire, s'il y a lieu d'appliquer la méthode œrtélienne.

Avant de prescrire les doses, et dans un cas donné, il
importe, suivant la remarque de M. Œrtel, que le malade
boive non seulement suivant la nature et le degré de son
mal, mais aussi suivant les conditions dans lesquelles se fait
toute sa circulation. Il faut savoir avant tout si son appareil

circulatoire est capable de sécréter normalement l'eau qu'il absorbera.

Cela posé, et, *l'existence de troubles circulatoires dûment constatée*, deux cas peuvent se présenter : 1° Supposons qu'il s'agisse d'un malade rendant moins d'urine en 24 heures qu'il n'absorbe de liquide, mais dans une proportion physiologique, c'est-à-dire telle que la différence passe par la peau et les poumons. Qu'on lui *diminue* notablement — de moitié, par ex. — la quantité de liquide, et que le volume des urines *diminue* de ce fait, nous nous trouverons là en présence de conditions encore physiologiques, alors même que la fraction de liquide éliminée par la peau et les poumons, aurait diminué, — c'est ce que l'on constate souvent et dans l'hypothèse ci-dessus de l'existence des troubles circulatoires.

— Eh! bien, c'est précisément cette *fraction* qui fournira l'indication posologique, suivant qu'il sera utile d'augmenter ou de diminuer la transpiration cutanée, la vascularisation pulmonaire, et la sécrétion urinaire. Ce malade pourra donc faire une cure par la boisson, mais sous une surveillance minutieuse.

Ici se place une objection, en apparence fondée, mais que l'expérience n'a pas confirmée. On pourrait, en effet, par la réduction du volume des urines, craindre de retenir dans le sang ces poisons urinaires que les remarquables travaux de M. le professeur Ch. Bouchard ont mis en évidence.

Les voies par lesquelles ces poisons s'éliminent ou seraient à éliminer ne sont pas toutes connues. L'irrigation des reins, si je puis m'exprimer ainsi, n'est ni facile ni praticable ; elle dépend de l'état des veines et de leur tension ; l'observation montre, au contraire, que, lorsqu'il y a accumulation d'eau dans l'organisme, sans œdème grâce aux courants de diffusion, la *diminution* du volume des liquides à absorber dans les 24 heures, peut déterminer une *augmentation* dans le volume des urines, et par conséquent faciliter le départ des poisons urinaires, tandis que, au contraire, l'*augmentation* de ce volume fait *diminuer* de nouveau les urines. Mais cela suppose que le tissu de l'organe sécréteur est encore en bon état, et qu'il ne supporte qu'une surcharge veineuse.

2° Supposons au second malade, qui, lui aussi, absorbe quotidiennement *plus* de liquide qu'il n'en laisse partir par l'urine ; admettons qu'en lui *diminuant* de la moitié environ la dose quotidienne de liquide, la quantité de ses urines *augmente* dans de très notables proportions, par le fait de l'abaissement de la pression veineuse et l'allègement du cœur ; mais admettons aussi que si on lui redonne la même quantité de liquide à boire, les urines diminuent à nouveau. — *Ce fait d'observation est la découverte capitale de M. Œrtel.* — Il est bien évident que nous nous trouverons là en présence d'un malade, hydrémique, à qui une cure par les doses fortes et même moyennes ne saurait convenir.

M. Œrtel lui refuse absolument le bénéfice de toute cure par la boisson. Je crois, au contraire, qu'une cure par de petites doses d'eau minérale — en choisissant bien celle de nos Fontaines, qui convient — associées à quelques moyens balnéaires au début, pourra être fort utile à ce malade ; l'expérience ayant montré que de très petites quantités d'eau — de Mauhourat, p. ex. — ont une action rapide et décongestionnante sur les poumons et les reins, action propre à la nature même de l'eau, qui peut lever d'emblée les premiers obstacles en favorisant l'élimination immédiate d'une certaine quantité d'eau accumulée dans l'organisme. Pour cela, le médecin doit être secondé par son malade et y consacrer lui-même sa peine et son temps. Car, en traitant ces cas de troubles circulatoires prononcés, il ne faut jamais perdre de vue les rapports des volumes des urines avec les volumes des liquides quotidiennement ingérés.

Pour fixer les idées, il me reste à dire comment je comprends le traitement d'un tel malade.

Son alimentation devra être aussi riche en albumine que possible, et renfermer cependant la quantité d'hydrocarbures et de graisse nécessaires pour s'opposer à la désalbuminisation ; l'eau minérale sera le *principal appoint* de la quantité de liquide mise quotidiennement à sa disposition ; l'exercice musculaire sera réglé autant que possible d'après les principes œrtéliens de la cure par les pentes naturelles des terrains, de manière à faciliter par le travail musculaire la circulation et la respiration défectueuses, mais avec la précaution d'éviter le surmenage réflexe du cœur ; la secrétion urinaire sera attentivement surveillée, de telle sorte que l'urine, quotidiennement évacuée, ait un volume *supérieur* à celui des liquides absorbés.

Le résultat acquis et constaté par le spiromètre et le sphygmographe pendant le séjour à la station, pourra être ensuite maintenu et même augmenté par la continuation des mêmes mesures diététiques et mécaniques.

— La fixation des doses à boire n'est pas toute la posologie, quand il s'agit des troubles de la circulation.

Il suffit, en effet, pour s'en convaincre de jeter un coup d'œil sur les changements que ces troubles impriment à l'organisme, tel que M. Œrtel les a exposés : accumulation d'eau, désalbuminisation, rétrécissement du champ respiratoire, introduction d'une quantité moindre d'oxygène, faiblesse du cœur, défaut de réplétion du système artériel, surcharge rénale, diminution de l'oxydation.

On peut obvier à ces changements par d'autres moyens que le dosage des liquides et la cure mécanique. Ces moyens sont le bain et la douche. Ils ont aussi leur posologie, quant à la *forme*, à la *pression*, à la *durée*, à la *température*.

Leurs effets sur la circulation sont des plus certains, par les réflexes qu'ils déterminent, quelle que soit l'obscurité qui enveloppe la marche de ces réflexes. On peut les constater, soit par les instruments, soit en mesurant les urines.

On sait, en effet, qu'un bain de certaines fontaines (à 34° p. ex.) favorise la circulation rénale, régularise le tonus musculaire; qu'une douche au-dessous de 32 degrés, détermine des inspirations plus profondes, une amélioration de l'hématose, etc.

Pour permettre aux organes de l'absorption d'introduire dans l'organisme appauvri une plus grande quantité d'albumine, d'où résultera la fabrication de meilleurs globules sanguins et par suite une nutrition plus satisfaisante de tous les appareils cellulaires et mécaniques, l'injection de petites quantités d'eau minérale, de celle de Mauhourat par ex., dosées suivant les principes que j'ai indiqués plus haut, en relevant immédiatement l'activité des fonctions digestives, augmentera d'emblée la résistance organique. Que l'on associe à cela la douche convenable et l'on verra les troubles circulatoires s'amender promptement. On aura déjà fait machine en arrière, au moment où l'accident allait se produire. On se sera en tout cas placé dans des conditions plus favorables pour continuer le traitement hydrominéral et l'application de la méthode œrtélienne.

Réduite à sa plus simple expression, cette méthode consiste à faciliter le départ de l'eau en diminuant l'ingestion des liquides, à donner une alimentation riche en albumine, à produire des inspirations forcées, automatiques, par la marche sur des terrains à pentes graduées. Il en résulte plus d'amplitude thoracique, plus de sang aux poumons, plus d'oxygène aux globules sanguins, plus de force au cœur, moins de stase veineuse, en un mot le rétablissement graduel de l'équilibre hydrostatique.

Ce qu'il y a de plus délicat, c'est, eu égard aux changements — énumérés plus haut — dérivés des troubles circulatoires, de saisir l'indication première et de la remplir.

Eh ! bien, je crois aujourd'hui que, même en présence de troubles circulatoires qui ne sont pas compensés, *mais que l'on peut encore compenser*, le traitement par les Eaux de Cauterets est possible et utile, suivant les indications que j'ai données. Il ne sera même pas nécessaire que le malade ait été *chez lui* préparé, mis en état de prendre les Eaux. Il pourra se présenter à nous, porteur d'hyperhémies viscérales chroniques, même de lésions valvulaires, à la condition que les tissus pulmonaire et rénal n'aient pas encore subi une altération notable — et qu'il ait du temps à nous donner.

J'ai soigné l'hiver dernier, à Pau, un jeune homme employé dans un de nos ministères, qui avait du quitter son service dans les conditions suivantes : *insuffisance mitrale,* d'origine rhumatismale, œdème sus et sous-malléolaire, bronchites répétées : anhélation constante, marche difficile, ascension presque impossible ; urines albumineuses, douleurs rhumatismales.

Quelques doses de salicylate de soude au début et contre les douleurs, puis le *traitement artériel* secondé par des toniques (iodure de fer, etc.) et la compensation se rétablit peu à peu : les symptômes ci-dessus disparurent et le malade put rentrer à Paris vers la fin du printemps pour y reprendre ses occupations. L'insuffisance valvulaire existait encore, ainsi que son médecin ordinaire pût le constater. Il restait aussi une grande tendance au retour des hyperhémies.

Mais, n'est-il pas évident que ce malade amené à ce degré d'amélioration, et malgré cette insuffisance valvulaire, qui est considérée généralement comme excluant un traitement hydrominéral, pouvait demander aux Eaux sulfureuses, de Cauterets, par ex., une modification heureuse et durable de sa diathèse rhumatismale, grâce à une posologie rationnelle, telle qu'elle découle de tout ce qui précède ?

Après avoir rétabli la compensation circulatoire et assuré son maintien par le régime, n'est-ce pas sur la diathèse qu'il faut agir ?

M. le Dr Petit-Vendol, qui avait soigné ce malade à Paris et qui l'examina à son retour, voulut bien reconnaître les changements heureux qui s'étaient produits et m'en écrire. Il me fit remarquer avec raison que les variations atmosphériques du climat de Paris pouvaient ramener chez notre malade les hyperhémies pulmonaire et rénale, et compromettre de nouveau la compensation rétablie ; qu'un nouvel hiver passé à Paris dans de bonnes conditions nous fixerait sur la solidité du résultat. Mais, je le répète, n'y aurait-il pas là, en attendant, et pour cet été, l'indication justifiée d'un traitement anti-rhumatismal par une Eau minérale déterminée ? Quant à moi, j'en suis convaincu.

L'observation qui suit me paraît intéressante, parce qu'il s'agit d'un cas difficile et qu'elle renferme toute la pensée directrice de mes recherches.

Le 2 septembre dernier, je vis un malade de M. le Dr Ward (de Melun) M. M..... âgé de 55 ans, dans les conditions suivantes. Bronchite chronique, quelquefois spasmodique, sécheresse et picotements continuels à la gorge, expectoration abondante le matin. Catarrhe aigu en 1885 et 1886. — Deux cures à Aix-la-Chapelle. — En 1870, pleuropneumonie à la base du poumon droit; voilà pour les antécédents.

Le poumon droit présentait, au tiers inférieur, des râles denses, humides, assez gros ; au tiers moyen, des râles plus fins et aussi humides ; au tiers supérieur un affaiblissement très grand du murmure vésiculaire et de l'expiration prolongée ; le poumon gauche était fortement hyperhémié dans toute son étendue. — Les crachats étaient abondants, d'un gris jaune sale, tirant sur le vert.

Du côté du cœur, le malade accusait des battements répétés, suivis d'une sensation d'arrêt. Le premier bruit, *légèrement dédoublé* ; le second, *voilé*. Anhélation très grande.

Capacité vitale pulmonaire 1.80 au lieu de 3.60, soit une réduction de 50 °/₀.

Les urines étaient rares, sablonneuses ; le malade avait fait deux cures à Contrexeville. — Au-devant du sternum, une large plaque d'eczéma humide, avec un suintement qui séchait sur place ; tendance à l'obésité, ventre proéminent. Cœur gras.

Le 2 septembre je prescrivis à ce malade de réduire sa boisson quotidienne à trois quarts de litre, (en plusieurs fractions), dont un verre et demi d'eau de César ; une douche tiède et courte aux Œufs. — Le 6, il accusait une sensation de lassitude générale. Il était altéré. *Les urines moins abondantes*, plus colorées, sans dépôt ; les crachats plus abondants et un peu plus faciles. Il se sentait plus essoufflé à Cauterets qu'à Melun, quoique le ballonnement du ventre, dont il se plaignait chaque soir, eut diminué. Le poumon droit présentait du haut en bas des râles serrés et humides ; l'hyperhémie y était très grande et la circulation pénible. Deux verres d'eau de César par jour. — Le 9, même état que le 6. *Capacité vitale pulmonaire* de 1,80, comme à l'arrivée, expectoration plus facile, un peu moins d'anhélation — urines moins colorées et sans dépôt, un peu plus abondantes. Je prescrivis un verre d'eau de César le matin, un verre d'eau de Mauhourat l'après-midi, en doses fractionnées. Le malade marchait dans les intervalles. — Le 13, la situation n'était pas meilleure. La nuit précédente, le malade avait beaucoup toussé ; il disait sentir sa poitrine entière comme serrée dans un étau ; les crachats étaient moins faciles, moins sales, plus aérés ; l'oppression n'avait pas augmenté ; mais la fatigue générale était plus grande. — 15 grammes de sirop de codéine pour le soir. — Le 14, l'expectoration reparaît facile, les urines plus abondantes laissent déposer de l'acide urique. Le poumon droit moins obstrué, le gauche toujours hyperhémié à la base. Les bruits du cœur, *moins lointains*, le second toujours un peu voilé. Le malade avait maigri depuis son arrivée par la diète œrtélienne ; son ventre était plus souple. Un verre d'eau de César le matin, un et demi le soir, un demi verre d'eau des Œufs. — Le 16, amendement de tous les symptômes ; urines avec dépôt d'acide urique abondant, expectoration facile et moins épaisse ; moins d'anhélation. Cette amélioration se maintint jusqu'à la fin du traitement.

Ce cas présente bien l'association connexe des troubles respiratoires et circulatoires, les premiers ayant à l'origine très probablement déterminé les seconds, et ne cessant de les entretenir.

On remarque que, dès le début du traitement, la réduction de la boisson quotidienne ne produit pas une augmentation des urines, circonstance qui indique que les troubles circulatoires sont d'importance secondaire et que le trouble respiratoire commande les indications. Mais il ne fallait pas perdre de vue que nous avions aussi à compter avec la diathèse urique qui s'opposait à une réduction trop forte des liquides, autre circonstance contribuant à entretenir l'hyperhémie pulmonaire et la fatigue du cœur. Cette fatigue existait depuis longtemps ; l'auscultation montrait, en effet, que les appareils valvulaires commençaient à faiblir ; la fibre musculaire cardiaque avait aussi perdu sa tonicité.

J'aurais pu traiter ce malade d'une manière plus correcte. Avant de commencer le traitement hydrominéral, j'aurais dû, les deux premiers jours, établir les rapports numériques des volumes des urines et de la boisson quotidienne, puis les deux jours suivants, déterminer ces mêmes rapports, la boisson ayant été fortement *réduite* : la comparaison de ces rapports ainsi que la nature des dépôts urinaires — puisqu'il s'agissait ici d'une diathèse urique — m'aurait donné la posologie exacte de l'eau minérale. J'aurais aussi de cette façon mieux apprécié la tension veineuse, le degré d'hydrémie et la fonction rénale. Mais je n'avais pas le temps nécessaire à ma disposition.

La durée d'une cure a aussi sa posologie, l'empirisme l'a fixée à trois semaines. Cet exemple ne prouve-t-il pas avec une évidence frappante que cette limite n'est pas rationnelle ?

Enfin, et pour tout dire, il ne m'en coûte pas de déclarer que je n'étais pas alors aussi habitué que je le suis aujourd'hui à me servir de la méthode d'Œrtel. Je n'avais pas encore un nombre de cas de mon observation personnelle suffisant pour en apprécier les merveilleux effets. La confiance que j'ai depuis acquise dans son application, secondée par les mesures spirométriques et sphygmographiques, me permettra de mieux faire à l'avenir, trop heureux si, par cette trop courte étude, j'avais aujourd'hui réussi à faire passer un peu de ma conviction dans l'esprit du lecteur.

IMP. ARÈAS, 14, RUE TAYLOR, PAU.

www.ingramcontent.com/pod-product-compliance
Ingram Content Group UK Ltd.
Pitfield, Milton Keynes, MK11 3LW, UK
UKHW021155140726
13695UKWH00005B/2166